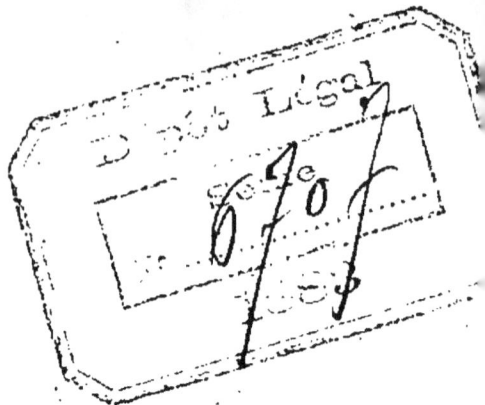

LA

FLORE MÉDICINALE

ILLUSTRÉE

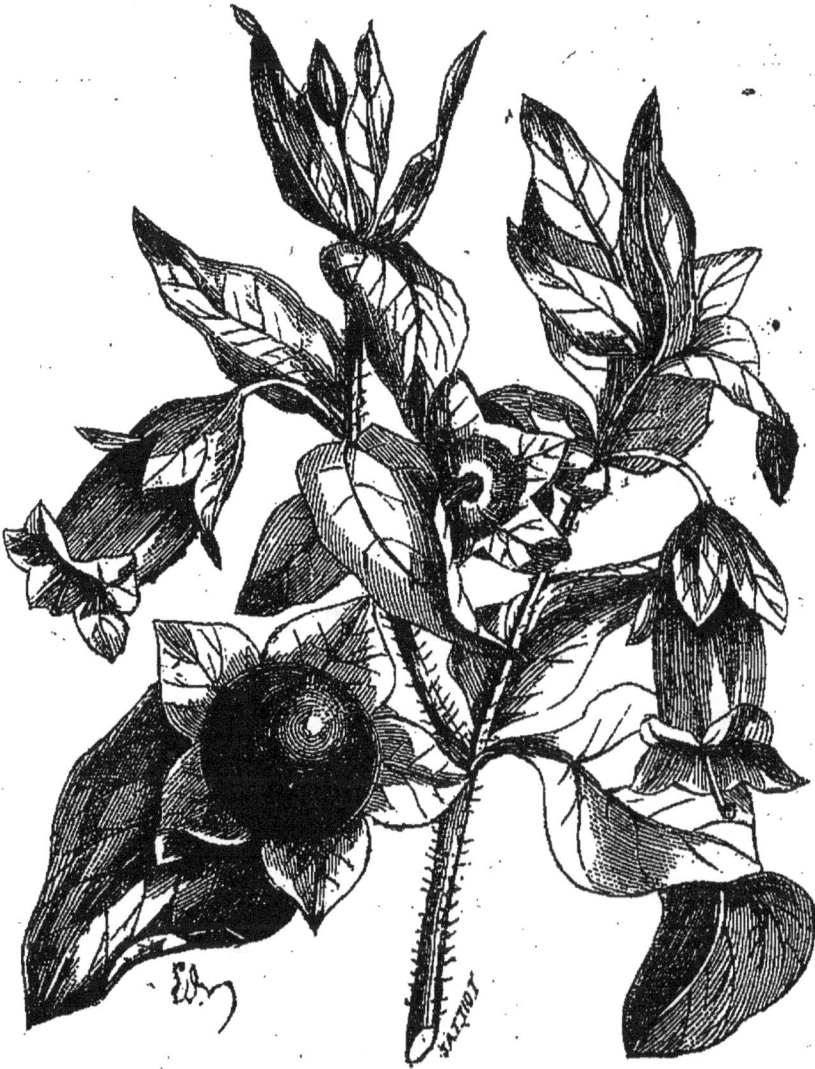

BELLADONNE

Fleurs et fruits, même emploi que la jusquiame (voir page 15).

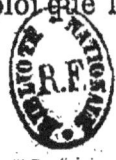

LA
FLORE MÉDICINALE
ILLUSTRÉE
OU
MANUEL DES PLANTES
LES PLUS USITÉES
DANS LE TRAITEMENT DES MALADIES
AVEC INDICATION DE LEURS PROPRIÉTÉS, DES PARTIES
DE CHAQUE PLANTE HABITUELLEMENT EMPLOYÉES, DE LA DOSE
DU MODE DE PRÉPARATIONS
DES AUTRES PLANTES ANALOGUES QUI PEUVENT SE SUBSTITUER
ET DES CAS OU L'ON PEUT Y AVOIR RECOURS

PRÉCÉDÉ D'UN

Glossaire des termes scientifiques

Par M. J. DESCHANALET-VALPÈTRE
Médecin de la Faculté de Paris

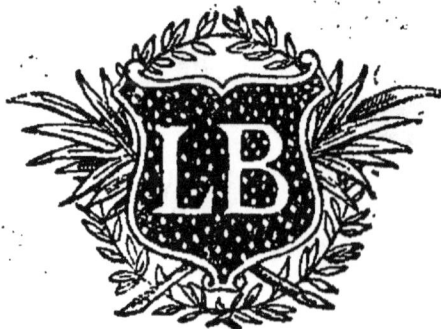

PARIS
LE BAILLY, LIBRAIRE-ÉDITEUR
6, RUE CARDINALE, ET RUE DE L'ABBAYE, 2 *bis*.

GLOSSAIRE ALPHABÉTIQUE

DONNANT L'EXPLICATION

DES TERMES SCIENTIFIQUES EMPLOYÉS DANS L'OUVRAGE

Adoucissant, qui calme l'irritation des organes.

Antiherpétique, qui guérit les dartres et autres éruptions qui surviennent à la peau.

Antiscorbutique, qui corrige les vices du sang et guérit le scorbut.

Antispasmodique, contre les maladies nerveuses.

Apéritif, qui ouvre, réveille l'appétit.

Aromatique, qui parfume ou donne un bon goût.

Astringent, qui donne du ton, de la vigueur aux fibres et rend le ventre moins libre.

Carminatif, qui chasse les vents du corps.

Digestif, qui accélère la digestion.

Diurétique, qui fait uriner.

Emétique, vomitif.

Emménagogue, propre à exciter l'écoulement des règles chez la femme.

Emollient, qui relâche, détend et amollit les fibres, résout les tumeurs, etc.

Evacuant, qui fait sortir les matières du corps par le haut (*vomitif*), par le bas (*purgatif*).

Expectorant, qui facilite le crachement.

Fébrifuge, qui guérit la fièvre.

Mucilage, substance visqueuse et nourrissante répandue dans presque tous les végétaux.

Narcotique (*soporifique*), qui endort.

Officinal, dont on se sert en pharmacie.

Pectoral, bon pour la poitrine.

Purgatif, laxatif, évacuant, qui nettoie les intestins.

Rafraichissant, qui apaise l'irritation des humeurs et du sang.

Sédatif, qui calme les douleurs.

Sternutatoire, qui provoque l'éternûment.

Stimulant, qui ranime le sang.

Stomacal (*stomachique*), bon pour l'estomac.

Sudorifique, qui fait suer.

Tonique, qui fortifie l'action des organes.

Vermifuge (*anthelminthique*), qui détruit les vers intestinaux.

AVANT-PROPOS

———

La Botanique, qu'on étudie généralement à titre de ré-
création, offre un côté très utile, si on en applique l'étude
aux plantes médicinales.

La *Flore médicinale* comprend, en effet, l'ensemble des
semences, racines, feuilles, fleurs, en un mot, de toutes
les plantes que l'on peut cueillir soi-même ou acheter,
comme médicaments, chez les Pharmaciens et les Herbo-
ristes.

Chacun sait que le *Règne Végétal* est le plus riche en
éléments réparateurs de la santé, car il contient de toutes
les substances minérales et animales : des terres calcaires
et argileuses ; du soufre dans la plupart des racines jaunes
amères ; des sels minéraux introduits dans les plantes par
le mouvement de la végétation ; du nitre, du tartre vi-
triolé, des alcalis, des métaux et surtout du fer.

Il renferme, en outre, des principes qui lui sont propres,
tels que le mucilage, et une grande variété d'huiles essen-
tielles qui donnent à chaque espèce une vertu curative

particulière dont l'examen est, nous le répétons, très utile, surtout si l'on fait suivre cette étude de celle de leurs propriétés, du mode de leur emploi et des cas où leur usage est reconnu salutaire.

C'est pour faciliter l'acquisition de ces précieuses connaissances qu'ont été tracés les tableaux que nous publions, dans lesquels on trouve, sous le même coup d'œil : la figure bien imitée de chaque plante, la propriété générale, les doses et préparations, les maladies qui en réclament l'emploi, la liste des plantes qui peuvent, au besoin, remplacer celle qui est indiquée préférablement, comme étant la plus usitée, enfin un glossaire alphabétique donnant l'explication des mots scientifiques. Nous n'avons point eu la prétention d'offrir au public un livre de médecine, encore moins de mettre à sa disposition les moyens de se traiter, dans les divers cas de maladie, sans l'intervention des médecins. Notre but est seulement de l'édifier sur l'utilité d'une foule de plantes dont on ignore souvent le nom et les propriétés, quoiqu'elles naissent sous nos yeux et que nous les foulions sous nos pas dans nos jardins, dans les champs, dans les bois, un peu partout, et, par cet aperçu, en rendre l'étude plus attrayante et plus générale. Puissions-nous obtenir ce résultat, seul objet de notre ambition et unique récompense de notre travail !

LA
FLORE MÉDICINALE ILLUSTRÉE

ABSINTHE, Officinale.

Fig. 1. Pl. 1.

Propriété. Tonique.

Emploi et préparation. On emploie les feuilles et les fleurs ou les sommités fleuries; qu'on fait infuser à la dose de 30 à 50 grammes dans 1 kilogramme d'eau ou de vin édulcoré avec 60 grammes de sucre ou de miel, ou bien du sirop ordinaire.

Cette plante est prescrite pour calmer ou arrêter le dévoiement, la dyssenterie, les vers, l'obstruction du ventre, les digestions laborieuses et les faiblesses d'estomac.

Substituts. L'absinthe pontique, l'absinthe marine, l'armoise, l'aristoloche, la citronnelle et la santoline.

AIGREMOINE.

Fig. 3. Pl. 1.

Propriété. Astringente.

Emploi et préparation. Les feuilles et toute la plante en infusion, à la dose de deux ou trois pincées dans 1 kilogramme d'eau édulcorée avec 60 grammes de sucre, de miel ou de sirop.

L'aigremoine est prescrite dans les ulcérations de la

gorge, les engorgements des amygdales, les écoulements chroniques, l'hémorragie passive.

Substituts. L'argentine, la salicaire, l'herbe à Robert, la pervenche, le plantain, la prèle, la sanicle.

ANGÉLIQUE.

Fig. 2. Pl. 1.

Propriété. Aromatique stimulant, stomachique.

Emploi et préparation. On emploie les racines et les semences en décoction ; 15 grammes de racines pour 1 litre d'eau, et 10 à 15 grammes de semences en infusion dans 1 litre d'eau.

Cette plante est prescrite dans les cas de digestion lente, flatuosités incommodes, rhumes opiniâtres, flueurs blanches, suppressions de menstrues, scorbut.

Substituts. Méum, coriandre, berce, impératoire, aneth.

ARNICA.

Fig. 4. Pl. 1.

Propriété. Aromatique stimulant.

Emploi et préparation. 10 à 15 grammes de fleurs en infusion dans un litre d'eau.

Son emploi est prescrit dans les fièvres putrides avec somnolence, délire tranquille, fièvres intermittentes avec disposition à l'adynamie, goutte, rhumatisme, asthme.

Substitut. Doronic.

ASARUM ou Cabaret.

Fig. 1. Pl. 4.

Propriété. Racines, émétiques ; feuilles sternutatoires.

Emploi et préparation. Racine pulvérisée, 60 centigrammes et quelques prises des feuilles pulvérisées.

Cette plante est prescrite dans les obstructions du ventre, hydropisie, fièvres intermittentes avec engorgement, affections nerveuses, maladies cutanées chroniques.

Substituts. Muguet, gratiole, bourgène, bétoine, bryone, ipécacuana.

AUNÉE.

Fig. 1. Pl. 5.

Propriété. Tonique, diurétique.

Emploi et préparation. On emploie la racine à la dose de 20 à 30 grammes en décoction dans 1 litre d'eau.

L'aunée est ordonnée pour la toux, l'atonie des voies bronchiques, catarrhes pulmonaires, asthmes.

Substituts. Lierre terrestre, hysope, marrube.

BOURRACHE.

Fig. 2. Pl. 5.

Propriété. Sudorifique, diurétique.

Emploi et préparation. On fait infuser 2 poignées de feuilles et de fleurs dans 1 litre d'eau.

On emploie la bourrache dans les cas d'éruptions fébriles, la petite vérole, rougeole, scarlatine, miliaire, affection aiguë du poumon, rétention d'urine.

Substituts. Pariétaire, buglose, bardane, coquelicot, primevère.

CAMOMILLE.

Fig. 5. Pl. 5.

Propriété. Aromatique, tonique, fébrifuge.

Emploi et préparation. On fait infuser 1 gramme 10 centigrammes de fleurs dans 1 litre d'eau.

Cette plante s'emploie pour calmer les langueurs d'estomac, les digestions difficiles avec aigreurs, constipations, diarrhées, vers, fièvres bilieuses, putrides, intermittentes, engorgement des seins des accouchées.

Substituts. Souci, tanaisie, maronte, laurier, matricaire, millefeuilles.

CENTAURÉE.

Fig. 4. Pl. 5.

Propriété. Tonique, fébrifuge.

Emploi et préparation. De 8 à 16 grammes par infusion.

Elle est prescrite dans les fièvres intermittentes, les vers, faiblesses d'estomac.

Substituts. Eupatoire d'avicenne, toutes les centaurées, quinquina faiblement.

CHÉLIDOINE.

Fig. 1. Pl. 6.

Propriété. Stimulante, anti-dartreuse.

Emploi et préparation, 15 grammes de feuilles par infusion.

On l'emploie contre la jaunisse, la fièvre intermittente, dartres, gale.

Substituts. Vermiculaire, pavot cornu.

CHICORÉE.

Fig. 2. Pl. 6.

Propriété. Tonique, apéritive.

Emploi et préparation. On emploie la racine et l'herbe;

30 grammes de racine en décoction, et 1/2 poignée de feuilles en infusion.

La chicorée est ordonnée dans les cas de digestion difficile, coliques bilieuses, pour prévenir la jaunisse et la guérir, dartres, goutte, rhumatisme.

Substituts. Chardon profane, busserolle, pissenlit.

CHIENDENT.

Fig. 4. Pl. 6.

Propriété. Rafraîchissant, diurétique.

Emploi et préparation. 15 grammes de racine par décoction avec de l'orge perlé.

On l'emploie contre les fièvres inflammatoires intermittentes, inflammation de poitrine et de ventre, jaunisse, colique, calculs biliaires, néphrite et voies urinaires.

Substituts. Pariétaire, asperge, pied de poule, fraisier.

COCHLÉARIA.

Fig. 4. Pl. 6.

Propriété. Anti-scorbutique.

Emploi et préparation. 1 poignée de feuilles par infusion dans de l'eau, du lait, du vin ou de la bière.

Le cochléaria est prescrit contre le scorbut avec hémorhagie, les maladies du poumon, les catarrhes pulmonaires chroniques, les flueurs blanches, le catarrhe de la vessie.

Substituts. Roquette, cresson, passerage,

CONSOUDE.

Fig. 1. Pl. 7.

Propriété. Émolliente et légèrement astringente.

Emploi et préparation. On emploie les feuilles en cataplasmes et les racines en décoctions, à la dose de 32 grammes par décoction.

La consoude est ordonnée contre l'hémoptysie, l'hématurie, perte de matrice, diarrhée, dyssenterie.

Substitut. Guimauve.

DOUCE-AMÈRE.

Fig. 2. Pl. 7.

Propriété. Stimulante, diurétique, emménagogue.

Emploi et préparation. De 8 à 64 grammes de vieilles tiges en décoction.

Elle est prescrite contre les écoulements anciens de l'urètre, les flueurs blanches, l'asthme, les rhumatismes, syphilis, dartres, pleurésie, phthisie, péripneumonie, jaunisse, gale, teigne, convulsions, scrofules.

Substituts. Roseau à balais, orme, écorce, trèfle d'eau, pensée.

ÉPINE-VINETTE.

Fig. 2. Pl. 4.

Propriété. Rafraîchissante.

Emploi et préparation. On fait infuser 1 poignée de feuilles dans un 1 litre d'eau édulcorée avec 60 grammes de sucre, de miel ou de sirop.

Cette plante est employée dans les maladies des voies urinaires et contre les vomissements.

Substituts. Alleluia, oxalide corniculée, oseille.

FENOUIL.

Fig. 1. Pl. 2.

Propriété. Tonique et carminatif.

Emploi et préparation. De 6 à 8 grammes de semences dans 1 litre d'eau édulcorée avec 60 grammes de sucre, de miel ou de sirop.

Son emploi est prescrit contre les faiblesses d'estomac et contre les vents.

Substituts. Aneth, coriandre, angélique (semences), anis (semences), persil, ache.

FUMETERRE.
Fig. 3. Pl. 7.

Propriété. Anti-herpétique.

Emploi et préparation. On emploie la tige, les feuilles et les fleurs de cette plante : 1 poignée suffit par décoction, dans de l'eau ou du lait.

Cette plante est employée dans les cas de scorbut, dartres, vers, digestion difficile, jaunisse, hydropisie, gale, goutte.

Substituts. Eupatoire d'avicenne.

GENIÈVRE.
Fig. 4. Pl. 7.

Propriété. Diurétique, digestif.

Emploi et préparation. On emploie le bois et les baies de cette plante ; 31 à 64 grammes de bois par infusion, et 4 à 15 grammes de baies par infusion, ou 3 ou 4 baies avant le repas.

Le genièvre est ordonné pour la dysurie, calculs, hydropisie, scorbut.

Le genièvre n'a pas de substituts.

GENTIANE.
Fig. 1. Pl. 8.

Propriété. Tonique, fébrifuge.

Emploi et préparation. La racine de la gentiane

est employée à la dose de 2 à 4 grammes par décoction.

Elle est prescrite contre les fièvres intermittentes, la goutte accompagnée de faiblesses.

Substituts. Quinquina, toutes les gentianes, la petite centaurée.

GLOBULAIRE.

Fig. 2. Pl. 8.

Propriété. Rafraîchissant.

Emploi et préparation. On emploie les feuilles et les fleurs du globulaire en décoctions, en mettant de 12 à 32 grammes par décoction de 15 minutes, sucrée avec 32 grammes de sucre ou de miel.

On le prescrit contre la constipation, l'obstruction des intestins, les transports au cerveau.

Substituts. Le séné et toutes les autres espèces de globulaire.

GUIMAUVE.

Fig. 3. Pl. 8.

Propriété. Émolliente.

Emploi et préparation. On fait infuser toute la plante, les fleurs et surtout la racine ; les fleurs, en mettant 1 poignée par infusion, et les racines, 32 grammes en décoction.

La guimauve est employée contre l'inflammation intérieure et extérieure, tumeurs, chancres, brûlures, dartres vives, ophthalmie, aphtes, angines, toux, voies urinaires. — Son usage ne doit pas être continué trop longtemps.

Substituts. Pied de chat, morelle, passerose, herbe aux puces, mauve, jujubes, lis, mercuriale, tussilage.

HOUBLON.

Fig. 4. Pl. 8.

Propriété. Tonique.

Emploi et préparation. On emploie les sommités en décoctions, de 30 à 60 grammes par décoction.

Le houblon est prescrit dans les cas de digestions difficiles, les engorgements des organes du ventre, les écoulements muqueux, les fièvres intermittentes, les dartres, les calculs de la vessie et les rachites.

Substitut. Le trèfle d'eau.

JUSQUIAME noire.

Fig. 2. Pl. 2.

Propriété. Sédatif, narcotique.

Emploi et préparation. On emploie les feuilles de la jusquiame à la dose de 125 grammes pour un bain de vapeur, cataplasme, lotion, fomentation.

La jusquiame est prescrite, à l'extérieur, pour les affections cancéreuses, et rarement employée à l'intérieur.

Substituts. Pomme épineuse, belladone, ciguë.

LAVANDE.

Fig. 5. Pl. 2.

Propriété. Sternutatoire (poudre).

Emploi et préparation. On emploie les sommités fleuries en infusions ; la dose est de 2 à 4 grammes par infusion.

On la prescrit contre les affections soporeuses, menace

l'apoplexie, paralysie, asphyxie, *lorsqu'il y a pâleur*, *défaut d'action*, catarrhe, rhumatisme, hystérie, épilepsie.

Substituts. Souchet, romarin, stœchas, thym.

LICHEN d'Islande.

Fig. 4. Pl. 2.

Propriété. Mucilagineux.

Emploi et préparation. Toute la plante est employée en décoctions ; la dose est de 15 à 30 grammes par décoction.

Le lichen est prescrit pour les maladies chroniques de la poitrine, les coliques avec dévoiement, la dyssenterie sans inflammation, les faiblesses d'estomac.

Substituts. Pulmonaire de chêne, tous les lichens.

LIN.

Fig. 1. Pl. 3,

Propriété. Émollient.

Emploi et préparation. On emploie la graine et la farine du lin en décoctions ; la dose est de 1 à 2 pincées par décoction ; avec la graine, on fait aussi des tisanes et des lavements.

Le lin est employé en topique contre les inflammations de l'estomac et des intestins, la diarrhée, dyssenterie, péritonite, métrite, esquinancies, enrouements, aphthes.

Substituts. Huile d'amandes douces, huile d'olive, herbe aux puces, lis.

LIVÈCHE.

Fig. 5. Pl. 5.

Propriété. Diurétique.

Emploi et préparation. Les racines de la livèche se font infuser dans 1 kilogramme d'eau édulcorée avec 60 grammes de sucre, de miel ou de sirop ordinaire ; la dose est de 15 à 30 grammes par infusion.

La livèche est prescrite contre les obstructions et les hydropisies abdominales.

Substituts. Ache, carotte, fenouil, persil, céleri.

MENTHE.

Fig. 4. Pl. 5.

Propriété. Aromatique, tonique.

Emploi et préparation. Faire infuser les feuilles à la dose de 2 à 4 grammes par infusion.

On emploie la menthe, à l'extérieur, pour calmer les ecchymoses, contusions, tumeurs, ulcères, engorgements laiteux, la gale ; à l'intérieur, dans les cas de faiblesses d'estomac, coliques, vomissements, vents.

Substituts. Cataire, pouliot, camphrée, marrube, toutes les menthes, le romarin.

MÉLILOT.

Fig. 2. Pl. 5.

Propriété. Légèrement astringent et émollient.

Emploi et préparation. On emploie les sommités en infusions ; 4 grammes suffisent pour une infusion.

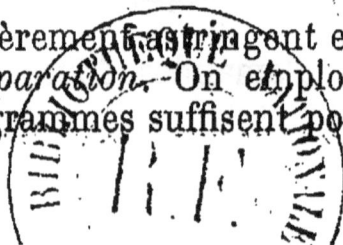

Le mélilot est prescrit, à l'extérieur, contre l'ophthalmie, les tumeurs inflammatoires, après les émollients.

Substituts. Le bluet, le baume du Pérou, passerose, pied d'alouette, plantain.

MÉLISSE.

Fig. 3. Pl. 4.

Propriété. Aromatique.

Emploi et préparation. Faire infuser de 2 à 4 grammes de feuilles.

On emploie la mélisse dans les cas de digestions difficiles, le vertige, les maux de tête, les palpitations nerveuses, les pâles couleurs, les flueurs blanches.

Substituts. Le thé, mélissot, calament, serpolet.

MARUM.

Fig. 4. Pl. 4.

Propriété. Sternutatoire.

Emploi et préparation. On fait infuser de 8 à 10 grammes de marum en poudre dans 1 litre d'eau.

Cette plante est prescrite pour les cas de syncopes, langueurs, céphalalgie, aménorrhée, scorbut froid.

Substituts. Sauge, gayac, camphre, menthe.

MOUSSE de Corse.

Fig. 2. Pl. 9.

Propriété. Vermifuge.

Emploi et préparation. La mousse de Corse est

employée en infusions ; la dose est de 2 à 30 grammes par infusion.

Son effet est de détruire les vers intestinaux.

Substitut. Fougère.

ORANGER.

Fig. 1, Pl. 9.

Propriété. Aromatique.

Emploi et préparation. On emploie les fleurs, les fruits et les feuilles de l'oranger en infusions ; les fleurs et les feuilles, 1 pincée par infusion ; l'écorce du fruit, 2 grammes.

Son emploi est prescrit pour calmer les irritations nerveuses, contre les spasmes, les toux convulsives.

Substituts. Les feuilles de tilleul, le jasmin, l'œillet rouge.

ORCHIS.

Fig. 4. Pl. 9.

Propriété. Émolliente.

Emploi et préparation. On prépare l'orchis en décoctions ; la dose est de 30 grammes pour une décoction.

Cette plante est ordonnée contre la rétention d'urine et toutes les irritations internes.

Substituts. L'avoine et l'orge.

PATIENCE.

Fig. 3. Pl. 9.

Propriété. Astringente

Emploi et préparation. La racine de patience s'emploie en décoctions; la dose est de 30 grammes pour une décoction.

Cette racine est prescrite contre la gale, les dartres, la jaunisse et le scorbut.

Substituts. Le chardon et toutes les patiences.

PAVOT blanc.

Fig. 1. Pl. 10.

Propriété. Narcotique.

Emploi et préparation. On emploie le pavot en décoctions; 3 têtes de pavot suffisent pour une décoction, avec sirop de diacode.

Cette plante calme les irritations nerveuses, les spasmes, les coliques, les douleurs de tête.

Substituts. La morelle (baies), le coquelicot, parisette.

RAIFORT.

Fig. 2. Pl. 12.

Propriété. Anti-scorbutique.

Emploi et préparation. De 30 à 60 grammes de racine en décoction.

Son usage est prescrit pour guérir le scorbut, accélérer les digestions difficiles, contre les scrofules, l'hydropisie, la goutte, les rhumatismes.

Substituts. Cochléaria, la gentiane, le trèfle d'eau, le radis noir.

RÉGLISSE.

Fig. 2. Pl. 10.

Propriété. Adoucissant et pectoral.

Emploi et préparation. On emploie la racine de réglisse en infusions; la dose est de 2 à 4 grammes pour une infusion.

Cette plante calme toutes les inflammations aiguës, les ardeurs d'urine, catarrhe de la vessie, rhumes, toux sèches.

RUE.

Fig. 3. Pl. 10.

Propriété. Emménagogue et vermifuge.
Emploi et préparation. On fait infuser les feuilles; 2 grammes de ces feuilles suffisent pour une infusion.

La rue est prescrite dans les cas d'hypocondrie, épilepsie, hystérie, aménorrhée, retard de règles.

Substituts. Armoise, matricaire, safran, sabine.

ROSIER.

Fig. 2. Pl. 11.

Propriété. Astringent.
Emploi et préparation. 2 pincées de pétales pour une infusion.

Les feuilles de roses sont employées avec efficacité contre le défaut d'appétit, le dévoiement, les écoulements de l'urètre, les flueurs blanches, l'hémorragie de la matrice.

A l'extérieur, on les emploie dans du vin, dans les cas d'ulcère atonique, tumeurs indolentes, infiltration du scrotum chez les enfants, chute du rectum.

Substituts. Rose pompone, pied d'alouette, rose de Champagne, tous les rosiers.

SABINE.

Fig. 4. Pl. 10.

Propriété. Violent stimulant et emménagogue.

Emploi et préparation. Les feuilles de la sabine s'emploient en infusions; la dose est de 1 gramme à 1 gramme 50 centigrammes par infusion.

L'usage de la sabine est dangereux.

Substituts. Le safran, la matricaire, l'armoise, la rue.

SAPONAIRE.

Fig. 1. Pl. 11.

Propriété. Stimulant.

Emploi et préparation. On emploie toute la plante en décoction; la dose est de 30 grammes par décoction.

La saponaire est prescrite contre la jaunisse, les flueurs blanches, les vers, l'hystérie, l'épilepsie, les écoulements de l'urètre finissant.

Substituts. Salsepareille, pensée sauvage, roseau à balais.

SAUGE.

Fig. 5. Pl. 11.

Propriété. Stimulante, sudorifique.

Emploi et préparation. La sauge s'emploie en infusions; 1 à 2 pincées de sommités ou de feuilles suffisent pour une infusion.

Son emploi est prescrit contre le catarrhe atonique,

toux humide, règles supprimées par faiblesse, écoulements de flueurs blanches.

A l'extérieur, en sachet, fomentation sur les œdèmes ; fongosité des gencives, étant fumée.

Substituts. Souchet, romarin, lierre terrestre, sarriette, basilic, toutes les sauges, le thym, l'hysope, marrube.

SCILLE.

Fig. 4. Pl. 11.

Propriété. Diurétique expectorant.

Emploi et préparation. On fait infuser 32 centigrammes de bulbe.

La scille est employée contre les rétentions d'urine, l'hydropisie, mais son usage est dangereux.

Substituts. Hysope, iris de Florence, arum, lierre terrestre.

SUREAU.

Fig. 1. Pl. 12.

Propriété. Sudorifique.

Emploi et préparation. On emploie les baies, les fleurs et l'écorce du sureau ; 1 à 2 pincées de fleurs sont la dose pour une infusion.

Son usage est prescrit contre les catarrhes pulmonaires commençant, le coryza, inflammation de gorge par suite de transpiration arrêtée.

A l'extérieur, érysipèle.

Les baies, dans les cas de goutte, rhumatisme, syphilis ancienne.

Substituts. Reine des prés, feuilles et fleurs de pêcher, hièble.

VALÉRIANE.

Fig. 3. Pl. 12.

Propriété. Anti-spasmodique.

Emploi et préparation. La racine de la valériane est employée en décoctions, à la dose de 4 à 15 grammes par décoction.

Son emploi est prescrit contre l'hystérie, les spasmes, l'épilepsie, les convulsions, la céphalalgie rebelle.

Substituts. Le gui, l'arroche puante, la pivoine.

VIOLETTE.

Fig. 4. Pl. 12.

Propriété. Émolliente, pectorale.

Emploi et préparation. On fait infuser les fleurs et les feuilles ; 1 à 2 pincées par infusion.

La violette est employée contre les irritations de poitrine, les angines, embarras des bronches.

Substituts. Polygale, pariétaire, seneçon.

TABLE

DES

SUBSTITUTS AVEC LEUR RENVOI AUX PLANTES

QUI LEUR SONT PRÉFÉRABLES.

A

Absinthes (toutes les)...........	*Voyez* Absinthe.
Ache...........................	— Fenouil, livèche.
Amandes douces...............	— Lin.
Aneth et Angélique...........	— Fenouil.
Anis (semences)........	— Fenouil.
Argentine......................	— Aigremoine.
Aristoloche	— Absinthe.
Armoise.......................	— Absinthe, rue, sabine.
Arroche puante...............	— Valériane.
Arum..........................	— Scille.
Asperge	— Chiendent.
Avoine........................	— Orge (Orchis).
Alleluia......................	— Épine-vinette.
Ache..........................	— Fenouil.

B

Bardane.......................	*Voyez* Bourrache.
Basilic........................	— Sauge.
Beaume du Pérou.............	— Mélilot.
Belladone.....................	— Jusquiame.
Berce.........................	— Angélique.
Bétoine.......................	— Asarum.
Bluet.........................	— Mélilot.
Bourgène......................	— Asarum.
Bryone........................	— Asarum.
Buglose.......................	— Bourrache.
Bousserolle	— Chicorée sauvage.

C

Calamant	*Voyez*	Mélisse.
Camphrée..................	—	Menthe et marum.
Carotte (semences).............	—	Ache, livèche.
Cataire..................	—	Menthe.
Céleri	—	Fenouil.
Centaurées (toutes les)........	—	Gentiane.
Chardon Roland.............	—	Chicorée sauvage et patience.
Ciguë..................	—	Jusquiame.
Citronelle..................	—	Absinthe.
Coquelicot	—	Bourrache et pavot.
Coriandre..................	—	Aneth et angélique.
Corniculée................	—	Epine-vinette.
Cresson..................	—	Cochléaria.

D

Doronic..................	*Voyez*	Arnica.

E

Eupatoire..................	*Voyez*	Centaurée (petite) et fumeterre.

F

Fougère	*Voyez*	Mousse de Corse et chiendent.
Fraisier..................		

G

Gayac	*Voyez*	Marum.
Gentianes (toutes les)	—	Raifort.
Gratiole..................	—	Asarum.
Gui..................	—	Valériane.
Guimauve,..................	—	Consoude.

H

Herbe aux puces............	*Voyez* Guimauve et lin.
Herbe à Robert............	— Aigremoine.
Hièble...................	— Sureau.
Huile d'amandes douces.......	— Lin.
Hysope...................	— Sauge, scille, aunée.

I

Ipécacuana...............	*Voyez* Asarum.
Iris de Florence...........	— Scille.
Impératoire..............	— Angélique.

J

Jasmin	*Voyez* Oranger (fleurs)
Jujubes.................	— Guimauve.

L

Laurier.................	*Voyez* Camomille.
Lichens (tous les)..........	— Pulmonaire de chêne.
Lierre terrestre..........	— Sange, scille, aunée.
Lis	— Guimauve et lin.
Livèche.................	— Livèche, ache.

M

Maronte	*Voycz* Camomille.
Marrube.................	— Menthe P., sauge, aunée.
Matricaire..............	— Rue, sabine, camomille.
Mauve..................	— Guimauve.
Mélissot................	— Mélisse.
Menthes (toutes les)	— Marum.
Mercuriale	— Guimauve.
Méum	— Angélique.
Millefeuilles............	— Camomille.
Morelle.................	— Guimauve et pavot.
Muguet.................	— Asarum.

O

OEillet...............	*Voyez* Oranger (fleurs).
Olive (huile d')...........	— Lin.
Orge	— Orchis.
Orme (écorce).........	— Douce-amère.
Oseille............	— Épine-vinette.
Oxalide	— Épine-vinette.

P

Pariétaire.............	*Voyez* Bourrache, violette, chiendent.
Parisette.....	— Pavot.
Patiences (toutes les)	— Patience.
Passerage.............	— Cochléaria.
Passerose............	— Guimauve, mélilot.
Pêcher (fleurs et feuilles de)...	— Sureau.
Pensée	— Saponaire et douce-amère.
Persil............	— Fenouil, ache.
Pervenche	— Aigremoine.
Pied d'alouette...........	— Roses de Provins et mélilot.
Pied de chat	— Guimauve.
Pied de poule...........	— Chiendent.
Pissenlit...........	— Chicorée sauvage.
Pivoine...........	— Valériane.
Plantain....	— Aigremoine, mélilot.
Polygale...........	— Violette.
Pomme épineuse...........	— Jusquiame.
Pouliot...........	— Menthe poivrée.
Pavot cornu...........	— Chélidoine.
Prèle...........	— Aigremoine.
Primevère...........	— Bourrache.
Pulmonaire...........	— Lichen.

Q

Quinquina	*Voyez* Centaurée (petite) et gentiane.

R

Radis noir................	*Voyez* Raifort.
Reine des prés............	— Sureau.
Romarin..................	— Lavande, menthe, sauge.
Roquette.................	— Cochléaria.
Roseau à balais..........	— Douce-amère et saponaire.
Roses (toutes les)........	— Roses de Provins.

S

Safran...................	*Voyez* Rue et sabine.
Salicaire................	— Aigremoine.
Salsepareille	— Saponaire.
Sanicle	-- Aigremoine.
Santoline	— Absinthe.
Sariette.................	— Sauge.
Séné	— Globulaire.
Séneçon	— Violette.
Serpolet.................	— Mélisse.
Souchet..................	— Lavande et sauge.
Souci....................	— Camomille.
Stœchas	— Lavande.

T

Tanaisie.................	*Voyez* Camomille.
Thé	— Mélisse.
Thym	— Lavande et sauge.
Tilleul..................	— Oranger (fleurs).
Trèfle d'eau	— Douce-amère, houblon, raifort.
Tussilage	— Guimauve.

V

Vermiculaire.............	*Voyez* Chélidoine.

TABLE ALPHABÉTIQUE

DES

MALADIES

AVEC INDICATION
DES PLANTES PRINCIPALES EMPLOYÉES POUR LES TRAITER
ET DE LEURS SUBSTITUTS
EN REGARD DANS LE CORPS DE L'OUVRAGE

Maladies.	Plantes à employer.
Affections nerveuses.........	Asarum.
Amygdales engorgées.......	Aigremoine.
Angine....................	Réglisse.
Aphtes...................	Guimauve, lin.
Apoplexie	Lavande.
Ardeurs d'urine...........	Réglisse, chiendent.
Asphyxie........	Lavande.
Asthme..	Aunée, arnica.
Bronchite................	Aunée
Calculs biliaires...........	Chiendent.
Calculs de la vessie........	Houblon.
Cancer...................	Jusquiame noire.
Catarrhe vésical...........	Réglisse, cochléaria.
Cerveau surexcité..........	Globulaire.
Chancres.................	Guimauve.
Coliques simples...........	Menthe.
Coliques bilieuses..........	Chicorée.
Constipations.............	Camomille.
Contusions	Menthe.
Convulsions	Oranger, douce-amère.
Coryza...................	Sureau.
Dartres	Chélidoine.
Défaut d'appétit...........	Rosier.
Dévoiement	Absinthe.
Diarrhée.................	Camomille.
Digestion difficile..........	Absinthe, angélique.
Dyssenterie..............	Grande consoude, guimauve, absinthe.

Maladies.	Plantes à employer.
Écoulements anciens........	Douce-amère, aigremoine.
Enrouement.................	Lin.
Épilepsie...................	Lavande, rue.
Érysipèle..................	Sureau.
Esquinaucie	Lin.
Faiblesse d'estomac........	Fenouil.
Fièvres adynamiques........	Arnica.
Fièvres intermittentes.......	Petite centaurée, absinthe.
Fièvres putrides	Arnica.
Flueurs blanches ....:.....	Absinthe, angélique, mélilot.
Gale	Chélidoine.
Goutte	Arnica.
Hémorhagies actives........	Grande consoude, guimauve.
Hémorhagies passives.......	Aigremoine.
Hydropisie.................	Absinthe, livèche.
Hypocondrie...............	Rue.
Hystérie (matrice)..........	Valériane.
Inflammation en général.....	Guimauve, lin.
Inflammation de poitrine....	Chiendent.
Irritation.................	Pavot.
Jaunisse	Patience, chélidoine.
Maladies de la peau........	Asarum.
Maladies de la poitrine......	Violette.
Mal de tête................	Marum.
Métrite	Lin.
Migraine..................	Marum.
Nerfs agités...............	Oranger.
Obstrutions des intestins	Asarum.
OEdème (tumeur molle)......	Sauge.
Ophtalmie.................	Mélilot, guimauve.
Pâles couleurs.............	Mélisse.
Palpitations	Mélisse.
Paralysie..................	Lavande.
Petite vérole	Bourrache.
Pleurésie..................	Douce-amère.
Pulmonie	Lichen, aunée.
Rachitisme................	Houblon,
Règles supprimées.........	Absinthe, angélique.

Maladies.	Plantes à employer.
Rétention d'urines	Orchis, bourrache.
Rhumatisme	Arnica, raifort.
Rougeole	Bourrache.
Scarlatine	Bourrache.
Scorbut	Angélique.
Scrofules	Douce-amère.
Seins engorgés	Camomille.
Spasmes	Oranger.
Sueurs arrêtées	Sauge, lichen.
Syncopes	Marum.
Syphilis	Douce-amère.
Teigne	Douce-amère.
Toux	Aunée.
Tumeurs	Guimauve, mélilot.
Ulcères de la gorge	Aigremoine.
Vents	Fenouil, aneth, anis.
Vers intestinaux	Camomille, petite centaurée, mousse de Corse.
Vertiges	Mélisse.
Voix urinaires affectées	Épine-vinette.
Vomissements	Menthe.

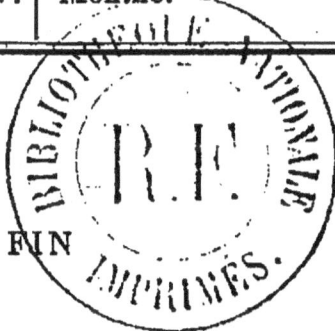

FIN

P.1.

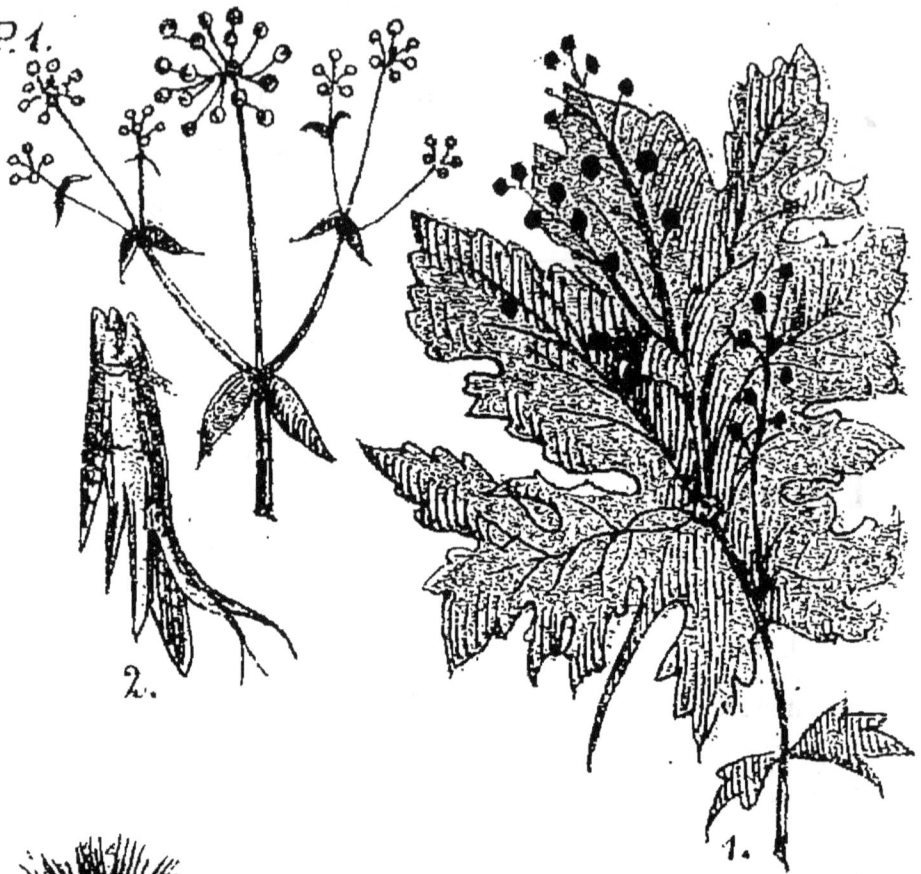

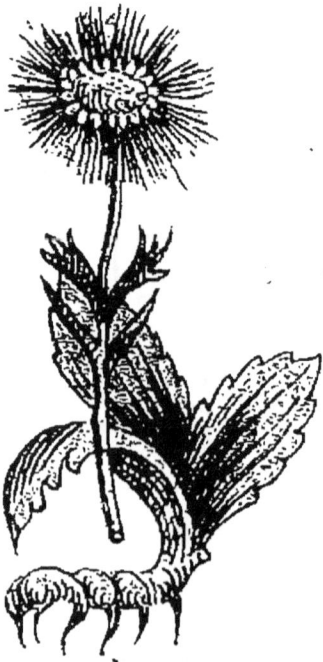

2.

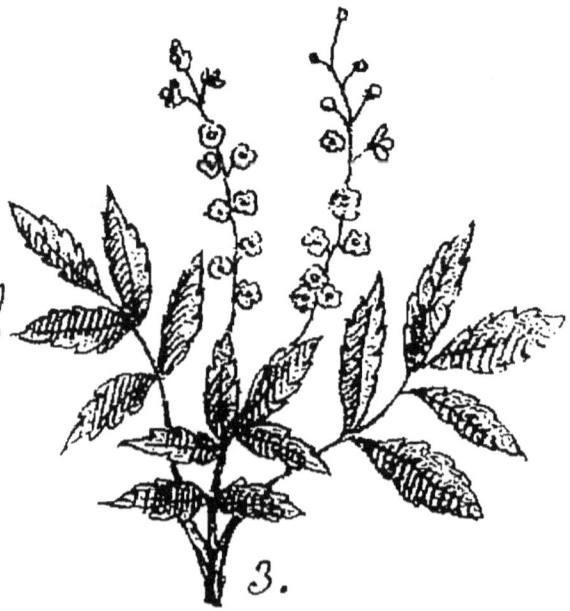

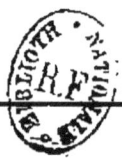

1.

4.

3.

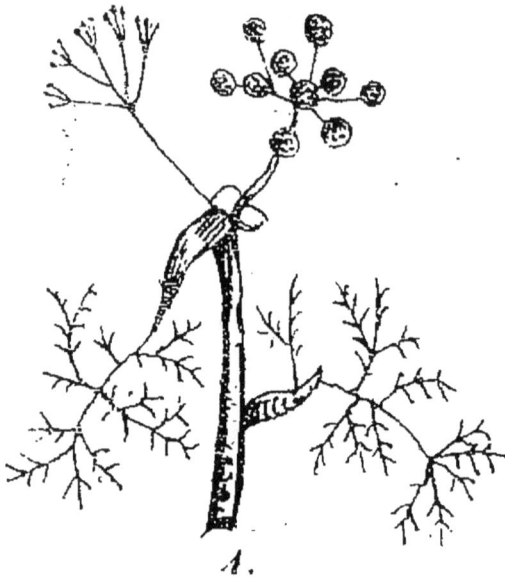

Pl. 2.

1.

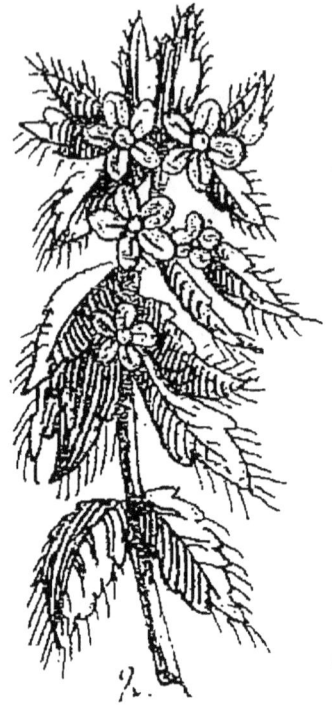

2.

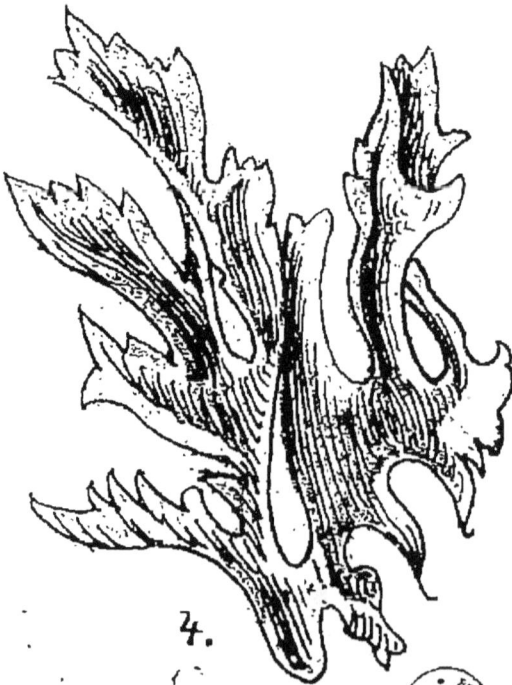

4.

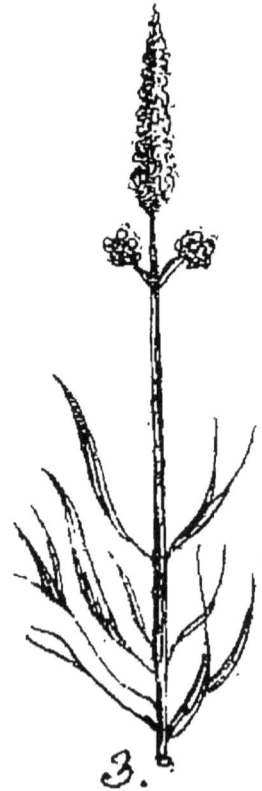

3.

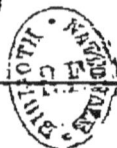

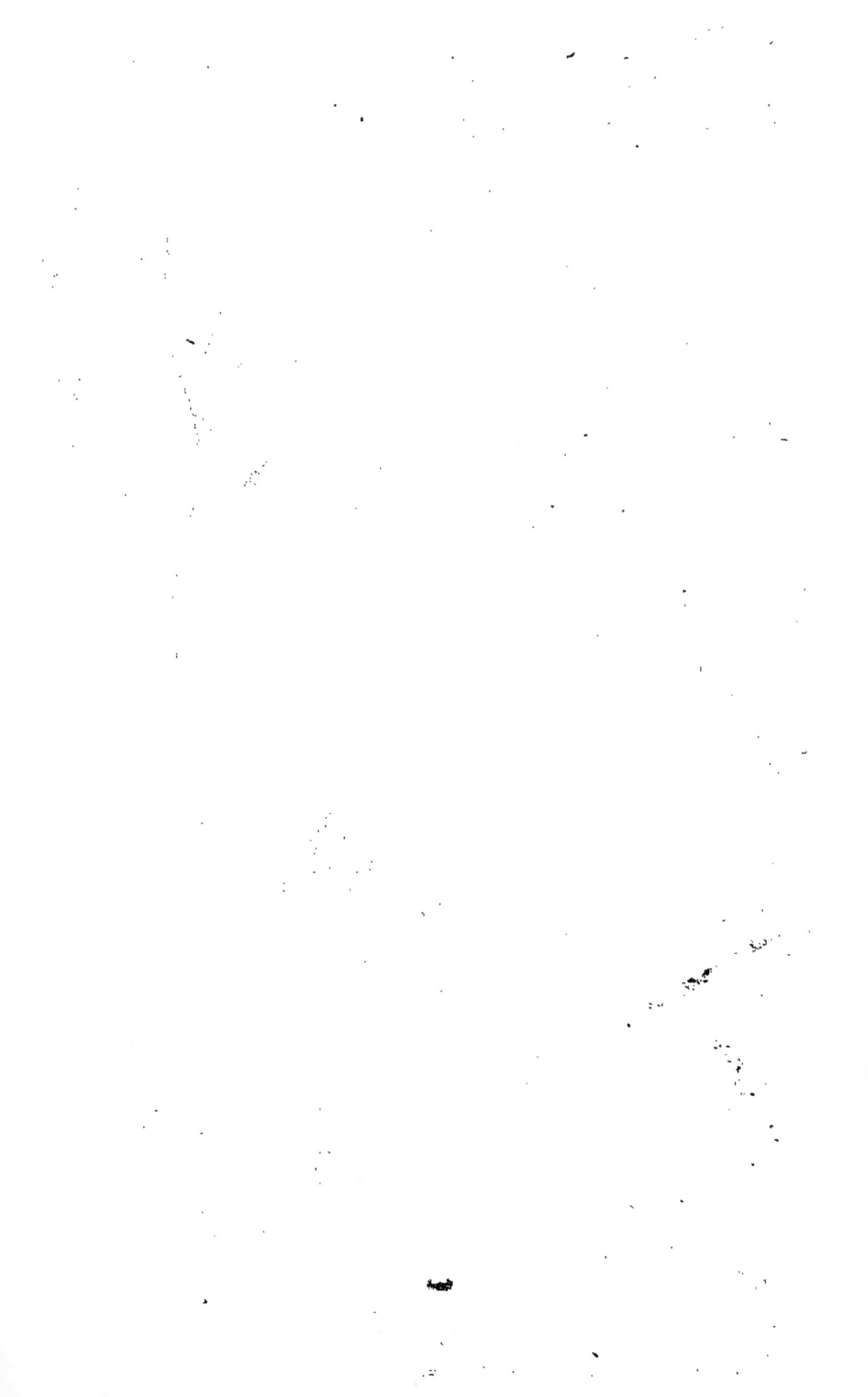

Pl. 3

2.

1.

4.

3.

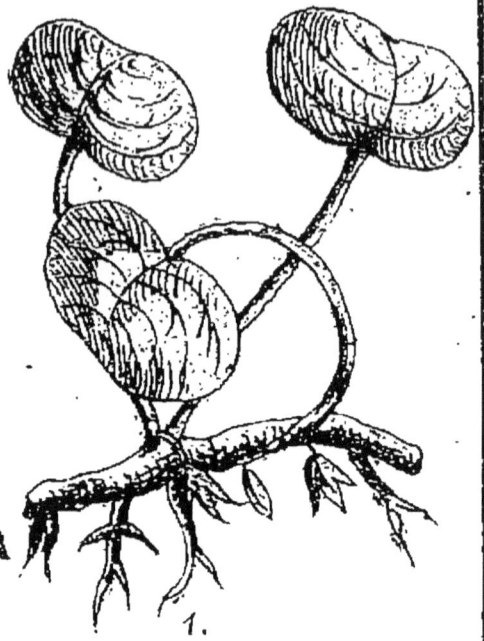

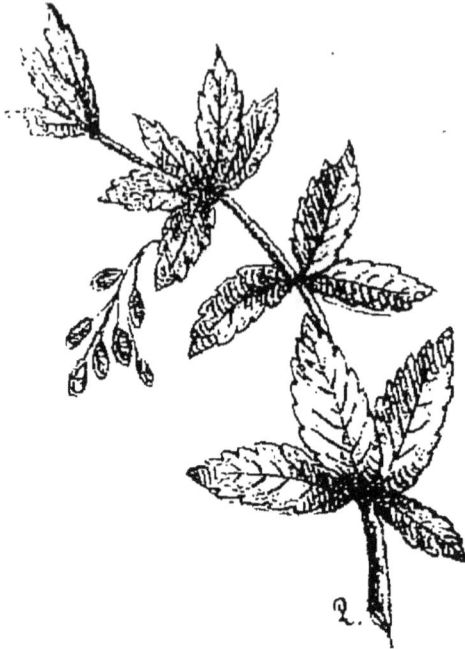

1.

2.

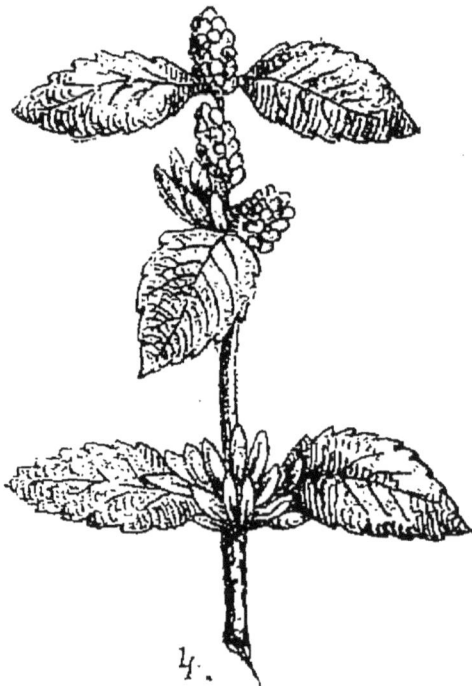

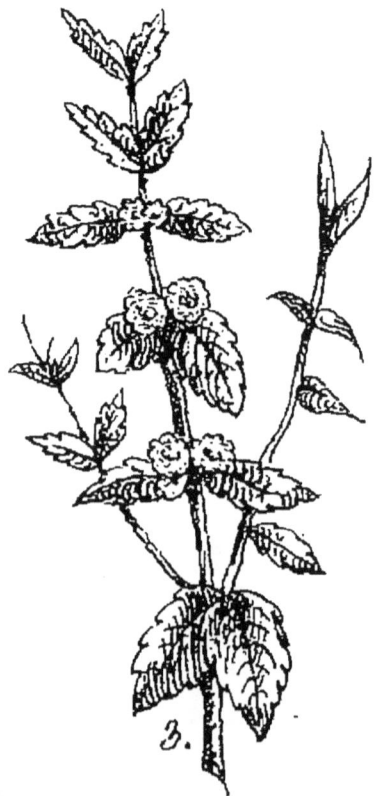

4.

3.

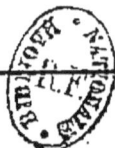

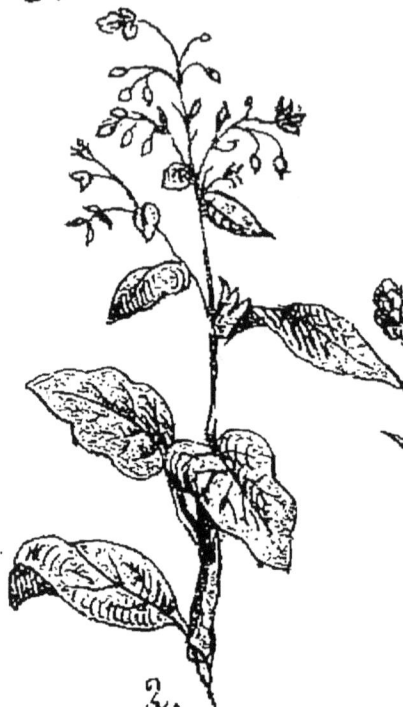
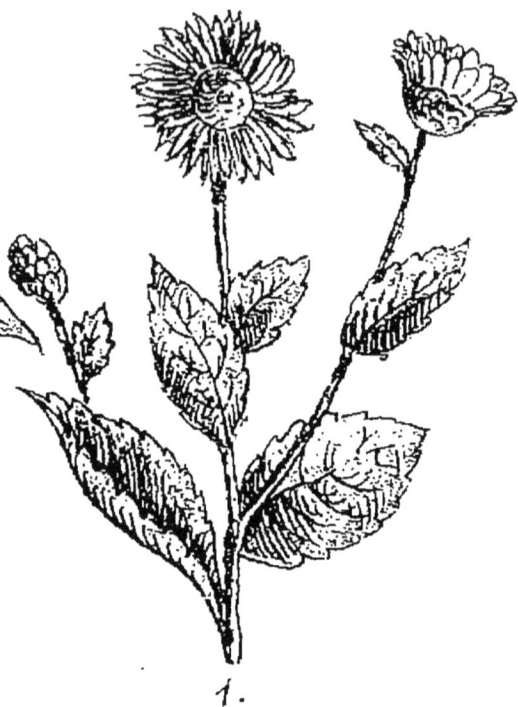

2.

1.

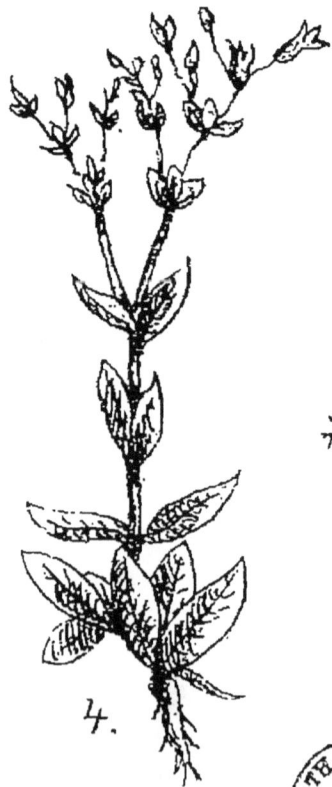
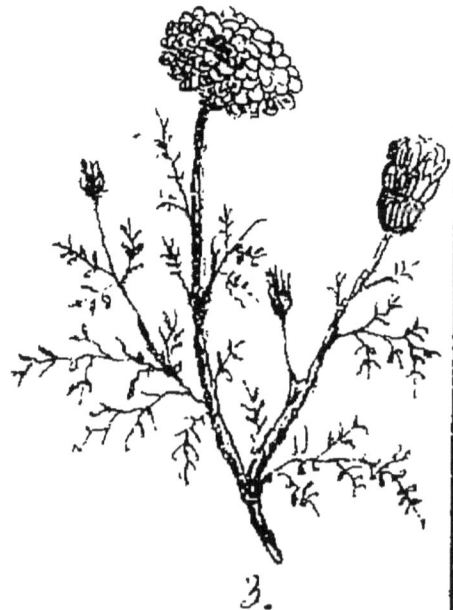

3.

4.

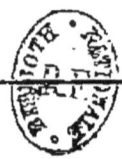

P. 6.

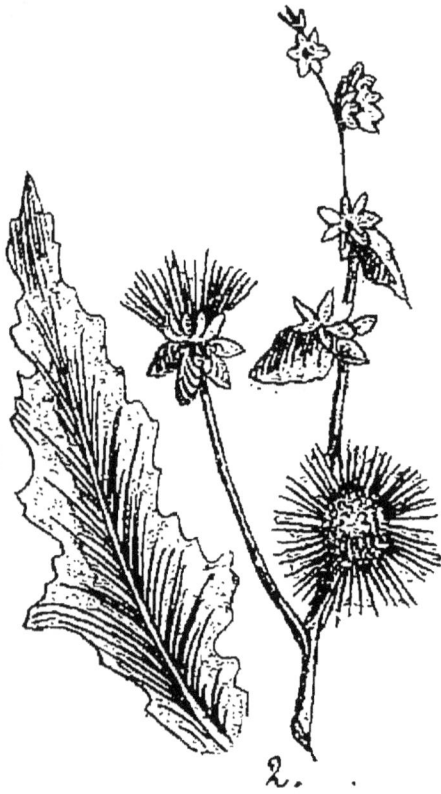

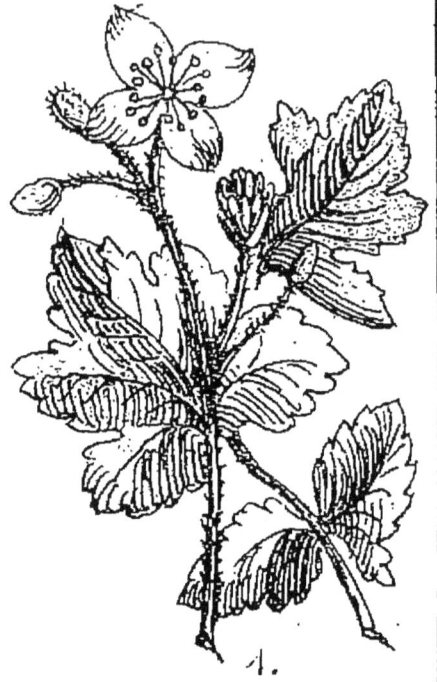

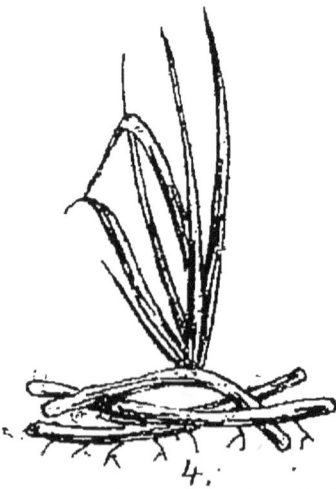

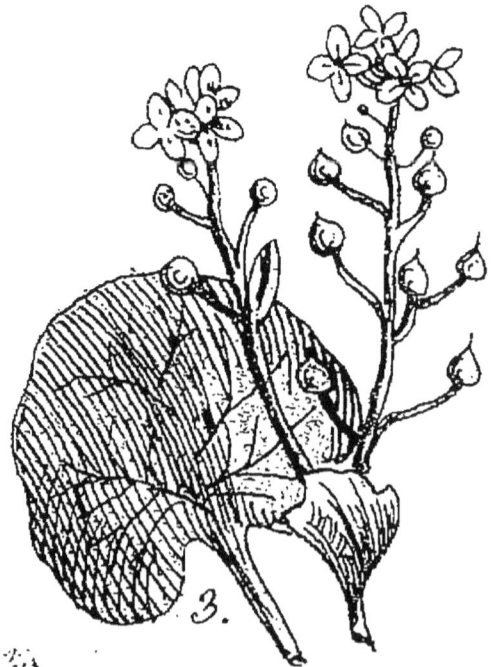

2.

4.

4.

3.

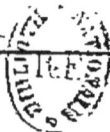

P.7.

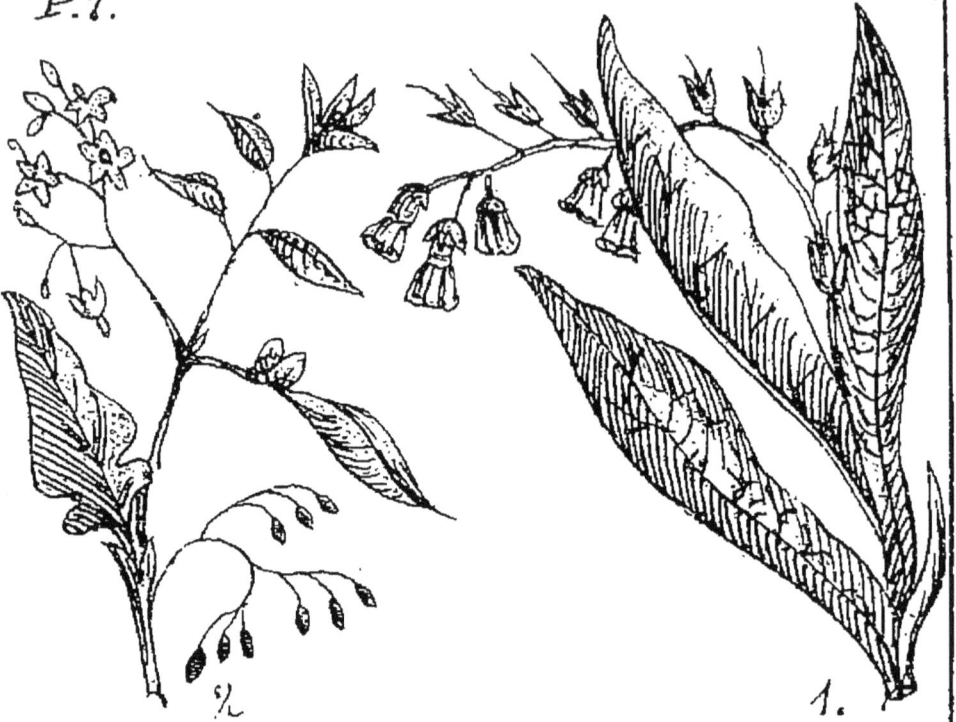

1.

2.

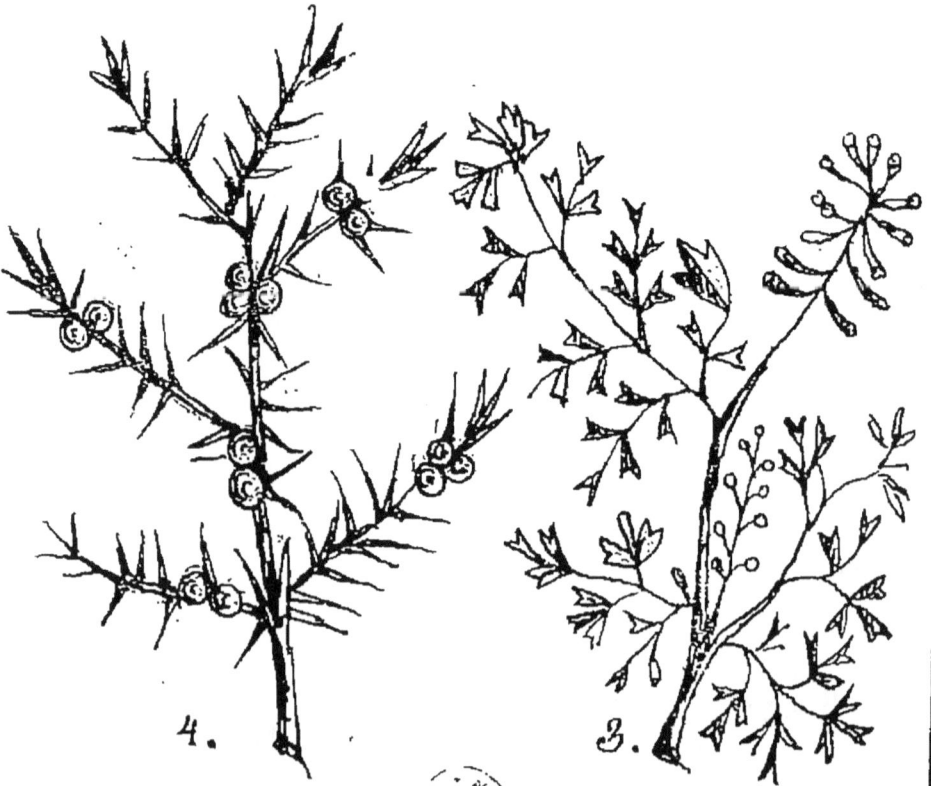

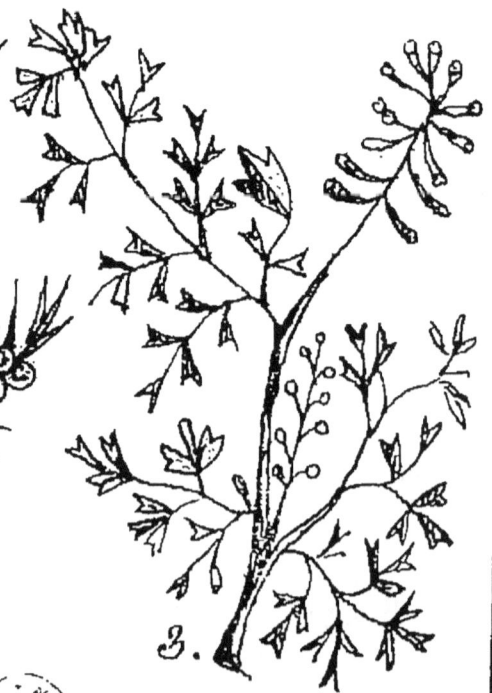

4.

3.

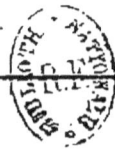

P. 8.

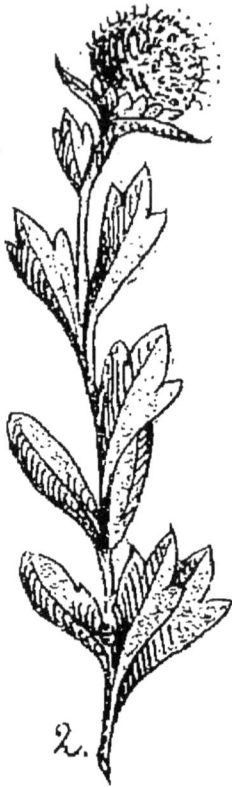

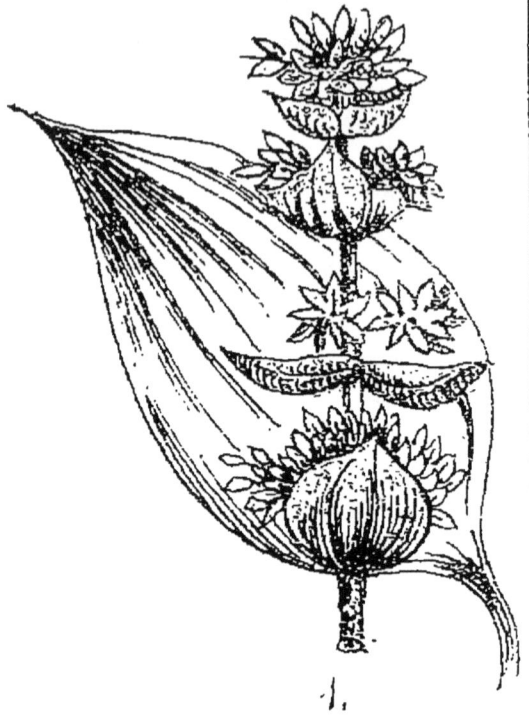

1.

2.

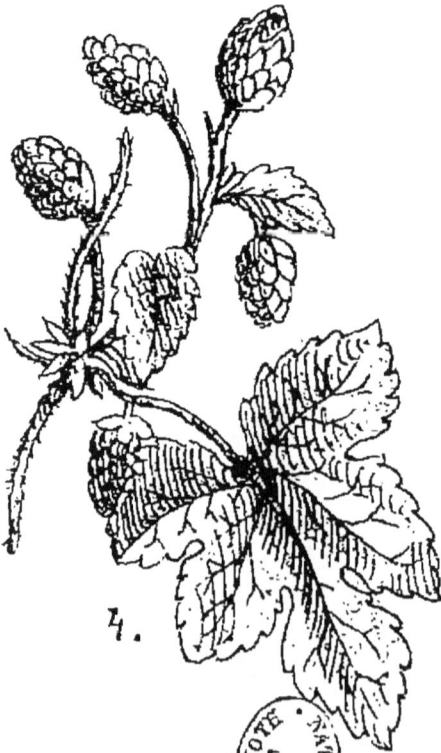

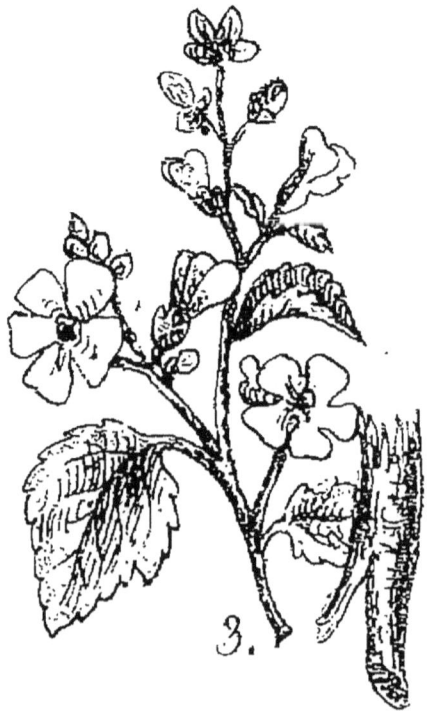

4.

3.

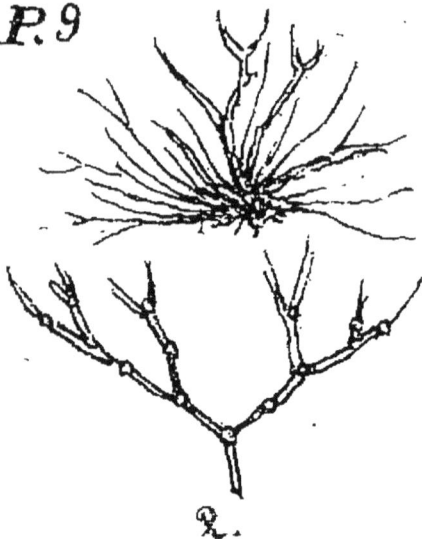

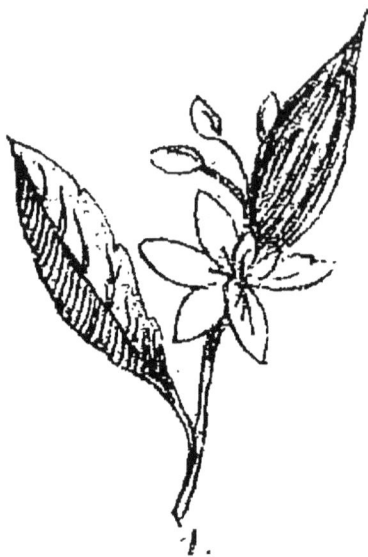

2.

1.

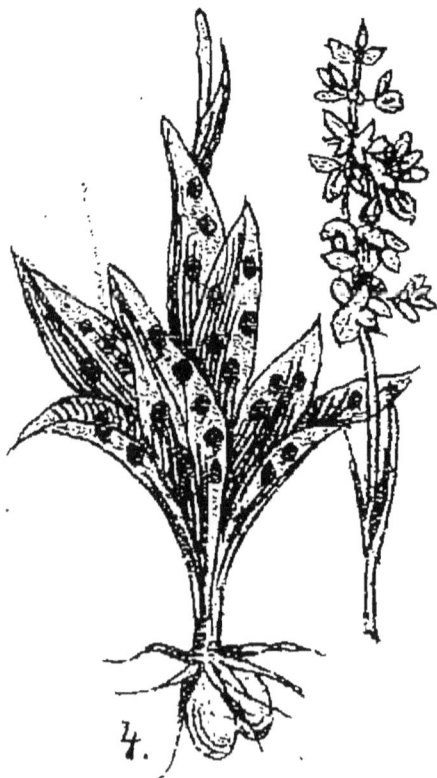

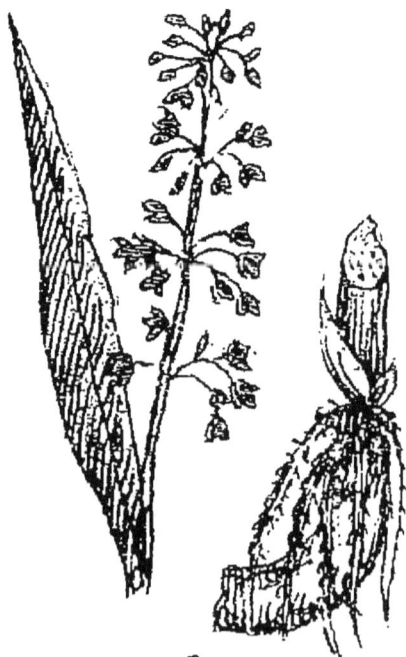

4.

3.

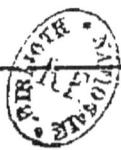

P. 10.

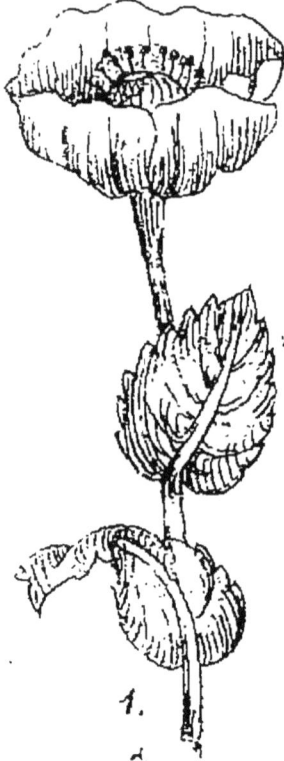
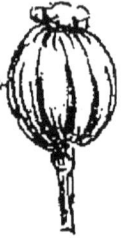
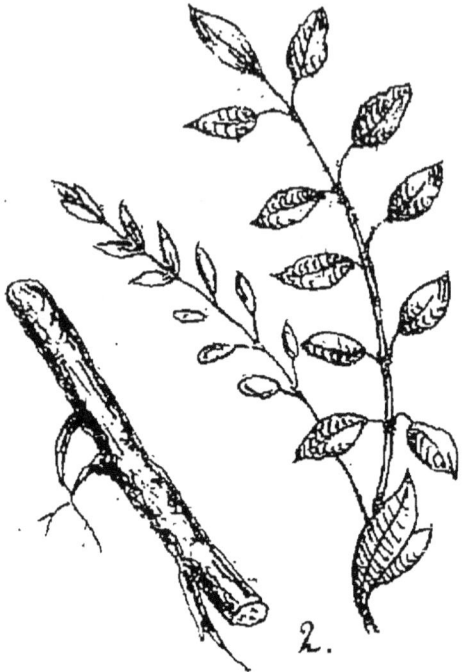

1.

2.

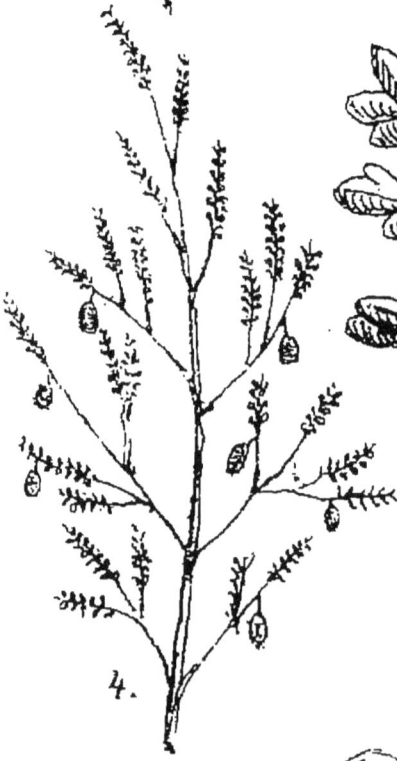
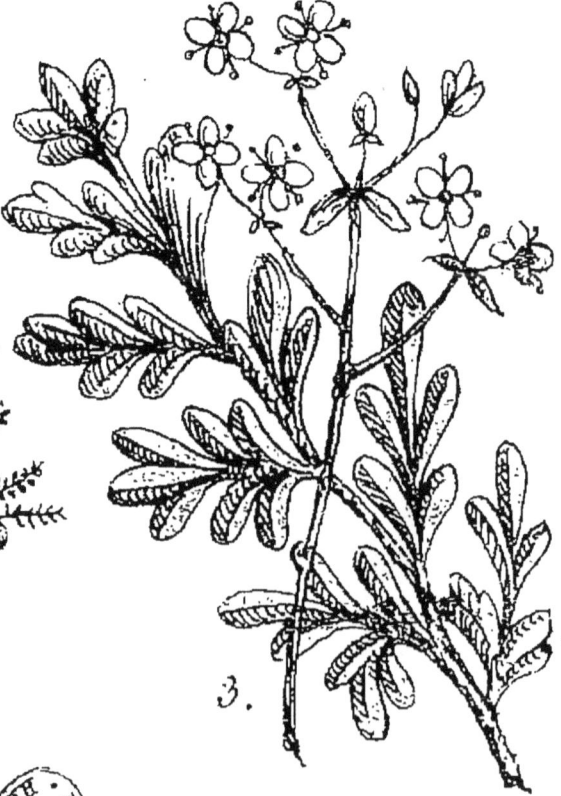

4.

3.

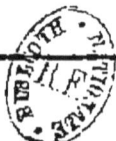

P.11.

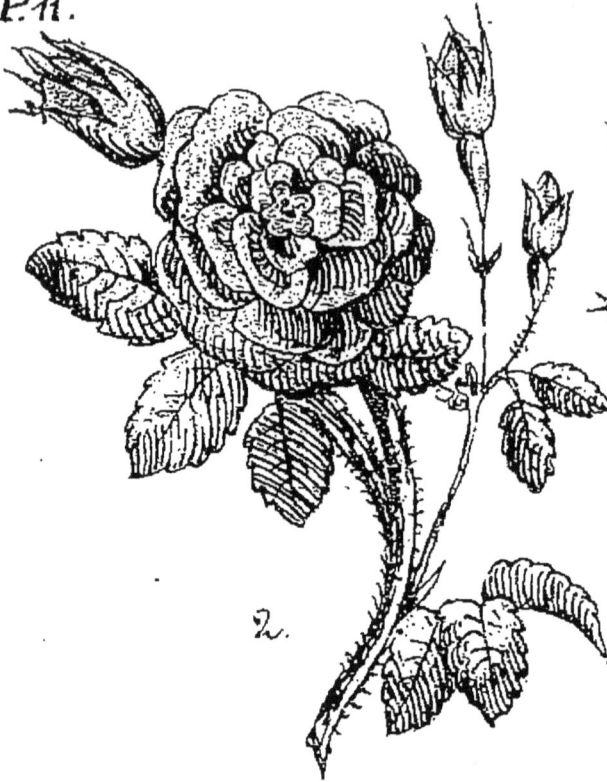

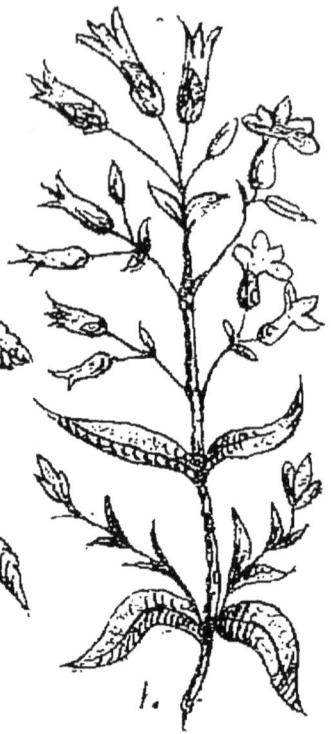

2.

1.

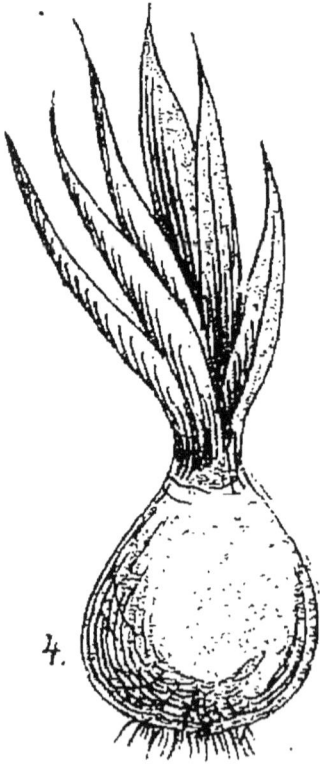

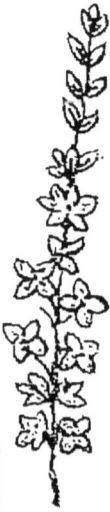

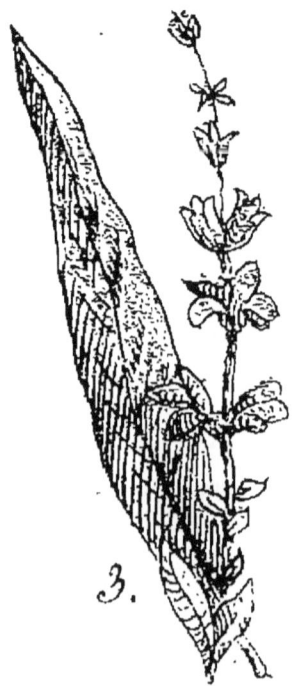

4.

3.

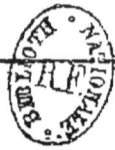

P. 12.

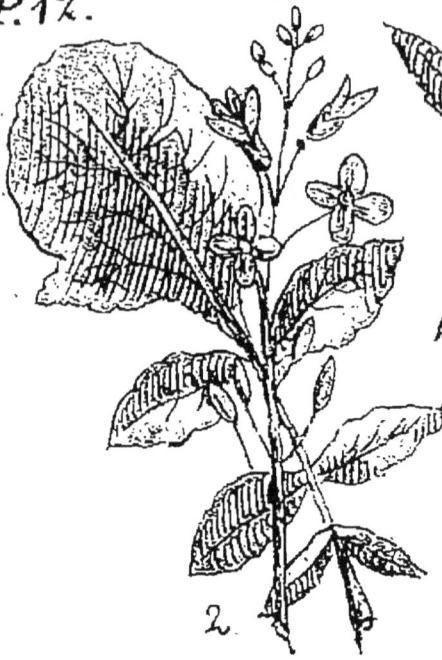

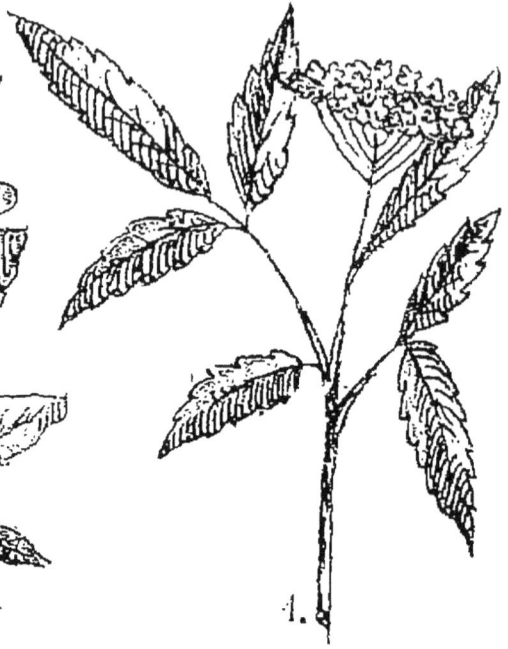

2.

1.

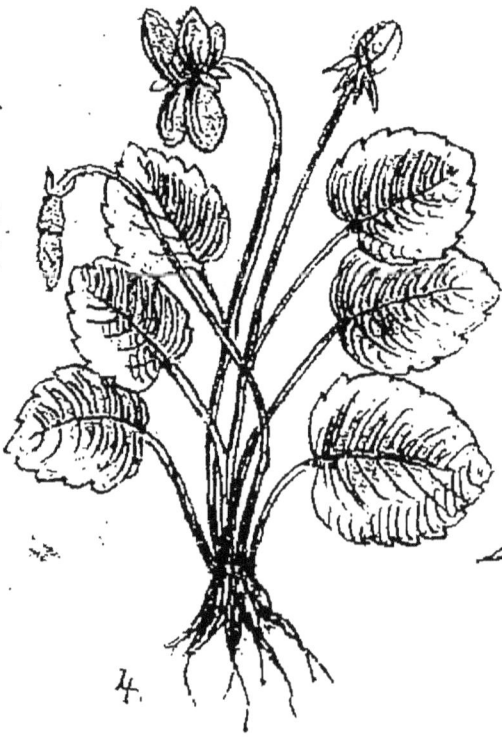

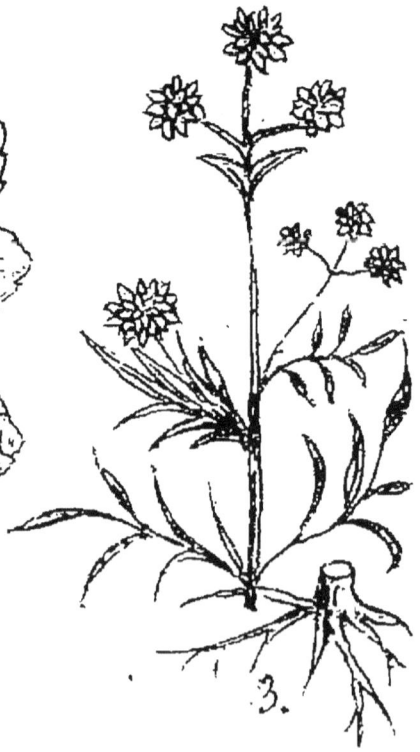

4.

3.

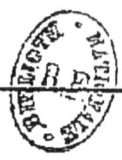

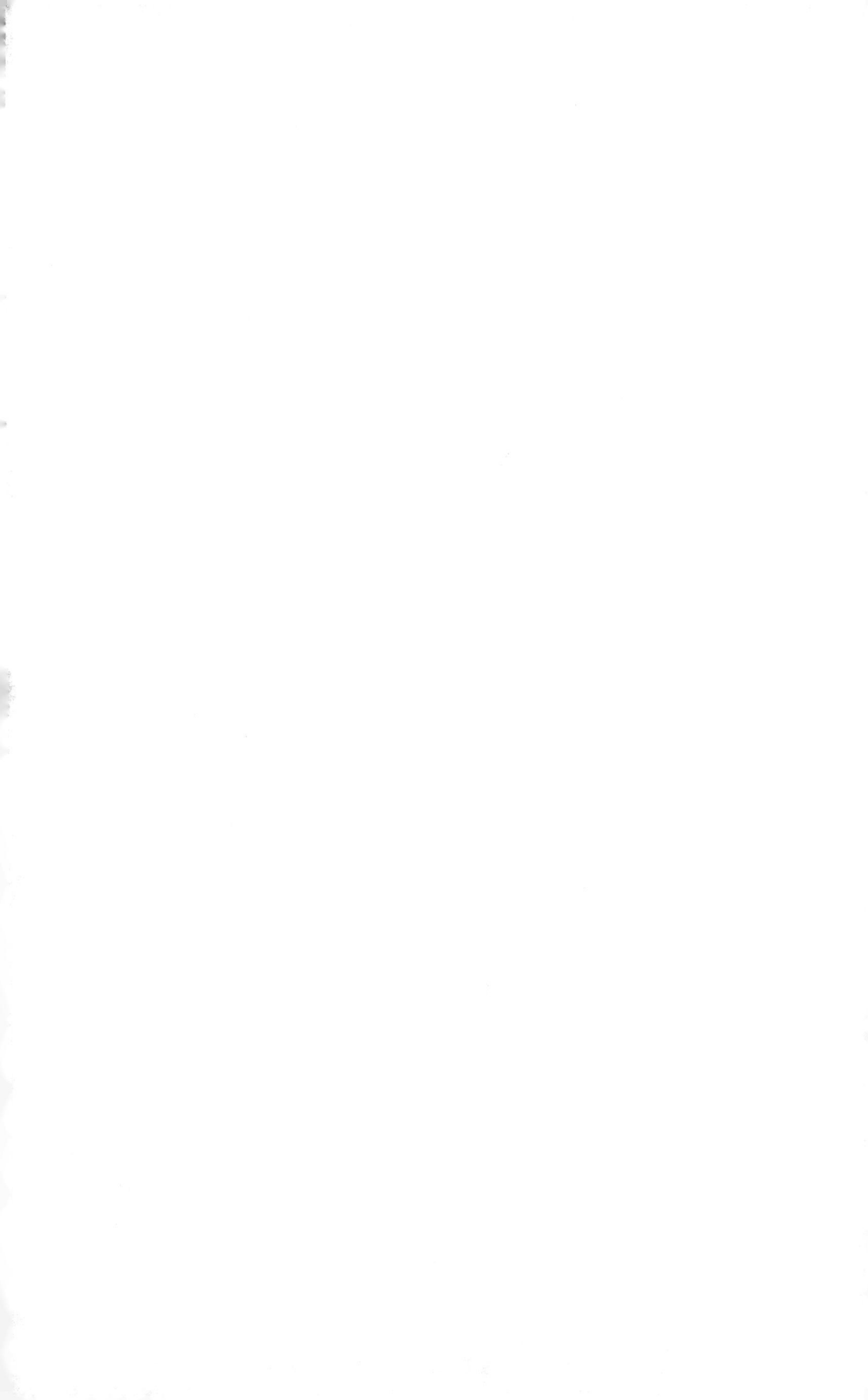

www.ingramcontent.com/pod-product-compliance
Lightning Source LLC
Chambersburg PA
CBHW050544210326
41520CB00012B/2710